BEI GRIN MACHT SI
WISSEN BEZAHLT

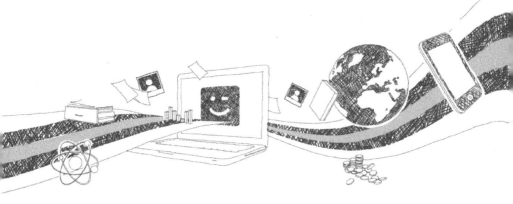

- Wir veröffentlichen Ihre Hausarbeit,
  Bachelor- und Masterarbeit

- Ihr eigenes eBook und Buch -
  weltweit in allen wichtigen Shops

- Verdienen Sie an jedem Verkauf

Jetzt bei www.GRIN.com hochladen
und kostenlos publizieren

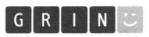

Bibliografische Information der Deutschen Nationalbibliothek:

Die Deutsche Bibliothek verzeichnet diese Publikation in der Deutschen National-
bibliografie; detaillierte bibliografische Daten sind im Internet über http://dnb.d-
nb.de/ abrufbar.

Impressum:

Copyright © 2016 GRIN Verlag
Druck und Bindung: Books on Demand GmbH, Norderstedt Germany
ISBN: 9783346135971

Frederik Koenen, Michael Hansen

Burnout in Pflegeberufen. Hintergründe und Handlungsstrategien

GRIN Verlag

GRIN - Your knowledge has value

Der GRIN Verlag publiziert seit 1998 wissenschaftliche Arbeiten von Studenten, Hochschullehrern und anderen Akademikern als eBook und gedrucktes Buch. Die Verlagswebsite www.grin.com ist die ideale Plattform zur Veröffentlichung von Hausarbeiten, Abschlussarbeiten, wissenschaftlichen Aufsätzen, Dissertationen und Fachbüchern.

Besuchen Sie uns im Internet:

http://www.grin.com/

http://www.facebook.com/grincom

http://www.twitter.com/grin_com

Studiengang Bildung im Gesundheitswesen (M.A.)

3. Semester

Hausarbeit

Burnout in Pflegeberufen

Hintergründe und Handlungsstrategien

Vorgelegt am   22. Juli 2016

Vorgelegt von   Frederik Koenen
                  Michael Hansen

Einleitung

Die vorliegende Facharbeit zum Modul „Aktuelle theoretische und klinische Perspektive der Pflegewissenschaft" setzt sich thematisch mit der Erkrankung des Burnouts auseinander.

Das Ziel dieser Arbeit ist es aufzuzeigen, was man unter Burnout versteht, welche Relevanz das Thema in der Gesellschaft und speziell in der Gesundheits- und Krankenpflege hat sowie welche Diagnose- beziehungsweise Präventionsmöglichkeiten es gibt.

Die Autoren entschieden sich für diese Thematik, da sie in ihrer beruflichen Laufbahn oftmals mit Betroffenen konfrontiert wurden, die den zum Teil ungünstigen Rahmenbedingungen des Pflegeberufes Tribut zollen mussten. Häufig wird von Belastungen, Beanspruchungen, Stress und vor allem Burnout gesprochen. Es gibt bereits zahlreiche Untersuchungen zum Thema Burnout im Bereich der Pflege, die immer wieder belegen, dass es sich um ein ernstzunehmendes Problem handelt.

Ausgehend von der Definition des Begriffs „Burnout" und den verschiedenen Ursachen der Erkrankung, beleuchten die Autoren mögliche Diagnoseverfahren. Im Verlauf beschreiben sie mögliche Folgen der Erkrankung sowie die Prävalenz von Burnout in Deutschland. Abschließend beschreiben die Autoren mögliche Präventionsstrategien und stellen das methodische Vorgehen ihrer Arbeit dar. Im Fazit benennen sie ihr Ergebnis und reflektieren ihr Handeln.

Inhaltverzeichnis

Tabellenverzeichnis

Abbildungsverzeichnis

1. Definition von Burnout

Der Begriff Burnout bezeichnet einen plötzlich einsetzenden oder langsam beginnenden Zustand körperlicher, geistiger und gefühlsmäßiger Erschöpfung. Es wird von einem Burnout gesprochen, wenn eine dauerhafte Gefährdung der seelischen und körperlichen Gesundheit durch Belastungen und Stress im Arbeitsalltag vorliegt (Schmidt, 2015, S. 35). Erstmals erwähnt wurde der Begriff Burnout im Jahre 1974 vom Psychoanalytiker Herbert J. Freudenberger. Er beobachtete sowohl an sich selbst, als auch an seinen Kollegen, eine Form des „Ausgebranntseins". Freudenberger übte mehrere Tätigkeiten aus, hatte eine Familie und arbeitete zudem ehrenamtlich mit drogensüchtigen jungen Prostituierten. Bei diesen Tätigkeiten bemerkte er eine zunehmende Erschöpfung. Er fühlte sich ausgelaugt, schneller reizbar und dauernd müde. Seine Prioritätensetzung veränderte sich dahingehend, dass er kaum noch Zeit für Familie, Freunde und Hobbys hatte. Im Verlaufe beobachtete er seine Kollegen und erkannte das diese ähnliche Symptome zeigten (Fiedler, 2010, S. 10).

Im Jahre 1976 erforschte die Sozialpsychologin Christina Maslach die von Freudenberger beobachteten Symptome. Im Zuge dieser Forschung entwickelte sie eine Definition die auch heute noch Anwendung findet:

„Ein Burnout liegt vor, wenn sich der Betroffene gefühlsmäßig ausgezerrt fühlt, was mit Empfindungen des Ausgelaugtseins und der Überbeanspruchung einhergeht (Emotionale Erschöpfung). Das Erleben der eigenen Nützlichkeit und Effektivität ist stark beeinträchtigt, womit Gefühle der Hilflosigkeit und des Ausgeliefertseins verbunden sind (reduziertes Wirksamkeitserleben). Ein drittes Kennzeichen ist die Versachlichung von menschlichen Beziehungen, die durch gefühlslose und abgestumpfte Reaktionen gegenüber Mitmenschen charakterisiert ist (Depersonalisierung)" (Schmidt, 2015, S.36).

2. Gründe für Burnout

Die Gründe für Burnout in der Pflege sind mannigfaltig. Es wurde festgestellt, dass gerade das schlechte Arbeitsklima zwischen Pflegenden und Ärzten, die mangelnde Anerkennung, aber vor allem die schlechte Personalsituation als zentrale Risikofaktoren um an Burnout zu erkranken herausgestellt wurden. Die massiven Stellenstreichungen in den letzten Jahren und der gleichzeitige Abbau an Ausbildungsmöglichkeiten hat zur Folge, dass der Personalbestand in der Pflege überaltert ist. Zudem wirkt sich die ständige Fluktuation des Patientenklientels, durch die niedrigen Verweildauern, negativ auf das Berufsfeld „Pflege" aus. Trotz dieser Umstände wird von den Pflegekräften eine gleichbleibende hochwertige Pflege gefordert (Zander, Dobler & Busse, 2011, S. 98 - 101).

Die Bundesanstalt für Arbeitsschutz und Arbeitsmedizin hat ein Faktenblatt herausgegeben, in welchen Angaben zu den Arbeitsbedingungen von Krankenpflegern (n=464) und Altenpflegern (n=282) analysiert und anderen Erwerbstätigen (n=19920) gegenübergestellt wurden. Es wurde deutlich, dass in Pflegeberufen neben den bereits genannten mangelhaften Arbeitsbedingungen auch die körperliche Belastung als sehr hoch gesehen wird. Überdies wurden zeitliche Belastungsfaktoren beforscht. Hier wurde die Arbeit im Schichtdienst als zusätzliche Belastung gesehen, da sie eine normale Teilhabe am Sozialleben nicht möglich macht. Des Weiteren berichteten 54% der befragten Krankenpfleger und 39% der Altenpfleger, dass es häufig zu Pausenausfällen in den Abteilungen kommt. Psychische Anforderungen, durch hohen Termindruck beziehungsweise durch häufig unterbrechende Tätigkeiten, wurden ebenfalls als Belastung gesehen. Deutlich wurde überdies, dass viele Pflegekräfte an muskuloskelettalen (Schmerzen im Nackenbereich et cetera) und psychovegetativen Beschwerden (Schlafstörungen et cetera) leiden (Bundesanstalt für Arbeitsschutz und Arbeitsmedizin, 2014).

In der NEXT- Studie (Nurses Early Exit Studie) wurden die Arbeitsbelastungen ergründet, die für den häufigen Berufsausstieg in der Pflege verantwortlich sind. Bei dieser Studie handelt es sich um eine Längsschnittstudie, in dieser 78000 Pflegekräfte in 10 europäischen Ländern kontaktiert wurden, um einen umfangreichen Fragekatalog zur Arbeitssituation in der Pflege auszufüllen. 39898 Teilnehmer gaben ihren Fragebogen ab. Zu den teilnehmenden Ländern gehörte neben Belgien, Finnland, Frankreich, Großbritannien, Italien, Niederlande, Polen und die Slowakei auch Deutschland, weshalb die Studie für die Autoren interessant ist. Die Arbeitssituation wurde in Krankenhäusern, Pflegeheimen und ambulanten Diensten erforscht. In einem ersten Schritt erhielten die Pflegenden der unterschiedlichen Einrichtungen einen Fragebogen zum Arbeits- und Privatleben und zu ihren Zukunftsperspektiven. Nach 12 Monaten erhielten diejenigen einen weiteren Fragebogen, die ihre Einrichtung verlassen hatten, um festzustellen warum sie dies taten. Die Rücklaufquote der Fragebögen in Deutschland für die Basisbefragung lag bei 3565 von 6484 teilnehmenden Personen. Mit 88 Prozent teilnehmenden 3-jährig Examinierten war das untersuchte Qualifikationsniveau relativ hoch. Im Rahmen der Befragung wurde deutlich, dass die Rahmenbedingungen der Pflege in Deutschland im Vergleich zu einigen Ländern besser, zu anderen aber auch wesentlich schlechter sind. Beispielsweise beträgt die wöchentliche durchschnittliche Anzahl der Arbeitsstunden in Deutschland 31,5 Stunden in den Niederlanden aber nur 24,8 Stunden. So auch im Bereich der Wochenenddienste pro Monat an denen gearbeitet wurde. Gefragt wurde, wie viel Prozent der Pflegenden an drei oder mehr Wochenenden im Monat arbeiten würden. In Deutschland sind es 11 Prozent und in den Niederlanden nur 2 Prozent. Auch die Führungsqualität, Arbeitszufriedenheit sowie die Bindung an die Organisation beziehungsweise an den Beruf wurden untersucht. Die Führungsqualität wird in Deutschland im Vergleich zu den anderen Ländern mit einem Mittelwert von 3,5 (Möglicher Bereich 1(gering) – 5 (hoch)) relativ hoch bewertet. Die Arbeitszufriedenheit liegt bei einem Mittelwert von 2,5 (Möglicher Bereich 1-4). Zudem haben die Pflegekräfte insgesamt eine relativ hohe Bindung zum Beruf. Ein Mittelwert von 3,9 bezogen auf eine Skalierung von 1 bis 5 bestätigt die Aussage der Autoren. Die soziale Unterstützung durch den Vorgesetzten beziehungsweise durch die Kollegen liegt in Deutschland auf einem Mittelwert von 3,3 (Vorgesetzte) und 3,5 (Kollegen) auf einer Skalierung von 1-5. Hier sind zwar keine großen Unterschiede zu anderen europäischen Ländern zu erkennen, aber auch hier wird deutlich, dass die soziale Unterstützung als insgesamt eher gering ausfällt. Neben den Arbeitsbedingungen wurde auch die Burnout- Problematik in Pflegeberufen erforscht. Hier war zu erkennen, dass die Einrichtungsart (Krankenhaus, Altenheim, Ambulante Pflege) sich auf das persönliche Burnout auswirkt, da sicherlich die Belastungen in den Einrichtungen unterschiedlich stark sind. In Krankenhäusern und Altenpflegeeinrichtungen sind diese gleichermaßen hoch, in der ambulanten Pflege etwas geringer. Probleme die das Burnout- Risiko steigen lassen, von denen Pflegende berichteten, beziehen sich auch vollends auf die Rahmenbedingungen der Arbeit. Hier wurden zum Beispiel genannt:

-Nicht genug Zeit, um Patienten zu versorgen

-Angst davor Fehler zu machen

-Unsicherheit bei der Bedienung von Geräten

-Wenig Bereitschaft von Kollegen auszuhelfen

-Unzufrieden mit den Möglichkeiten, Patienten die benötigte Pflege zu geben (Bundesanstalt für Arbeitsschutz und Arbeitsmedizin 2005, S. 9 – 62).

Neben den genannten beruflichen Ursachen, um an Burnout zu erkranken spielen auch gesellschaftliche, wirtschaftliche und politische Faktoren eine Rolle. An den Beruf der examinierten Gesundheits- und Krankenpflegerin beziehungsweise des Gesundheits- und Krankenpflegers werden bestimmte Rollenerwartungen von verschiedenen Personen beziehungsweise Berufsgruppen gestellt, die die Personen unter Druck setzen. Durch das christlich postulierte Ideal der Nächstenliebe werden die Pflegenden zusätzlich unter massiven Druck gesetzt. Ein positiver Arbeitsplatzwechsel ist zumeist, aufgrund der allgemeinen Wirtschaftslage, schwierig. Wirtschaftliche Faktoren und politisches Ansehen der Pflegeberufe können Auswirkungen auf eine mögliche Lohnerhöhung haben.

Überdies spielt auch das private Umfeld eine Rolle. Eine stabile Beziehung, tragende Freundschaften oder eine kreative Freizeitgestaltung gelten als wichtige Ressourcen. Ein nicht stützendes soziales Umfeld kann sich negativ auf den Berufsalltag auswirken.

Das Risiko an Burnout zu erkranken steigt aber auch durch allgemeine Persönlichkeitsfaktoren. Zum einen die Unsicherheit und Ängstlichkeit, da gerade diese Eigenschaften häufig zu Misserfolgen führen. Auch ein gesteigerter Perfektionismus oder die Unfähigkeit sich abzugrenzen steigert die Burnout- Anfälligkeit. Des Weiteren ist es gefährlich, wenn Betroffene ein zu starres Weltbild haben. Insbesondere dann, wenn der Beruf als einziger Ort der Sinnfindung dient. Fehlende Bewältigungspotenziale, um Misserfolgen adäquat zu begegnen, können das Burnout- Risiko weiter steigen lassen (Schmidt, 2015, S. 44 - 46).

3. Symptome von Burnout

In der zuvor beschriebenen Definition unterteilt Maslach Burnout in drei Kernsymptome: die emotionale Erschöpfung, ein reduziertes Wirklichkeitserleben und die Depersonalisierung.

Die emotionale Erschöpfung ist stark verbunden mit einer körperlichen Erschöpfung. Die Betroffenen haben das Gefühl, dass durch den intensiven beruflichen Kontakt zum Beispiel mit Klienten/innen oder Patienten/innen oder mit den Mitarbeitern, die eigenen emotionalen Reserven verbraucht werden (Glaser, 2012, S. 26).

Aus der Unzufriedenheit mit der eigenen Leistungsfähigkeit im Beruf, ergibt sich das reduzierte Wirklichkeitserleben. Es entwickeln sich Zweifel an der Handlungskompetenz und der eigentlichen Berufswahl (Glaser, 2012, S. 26).

Das ursprünglich nur zeitweilige Gefühl der Hilflosigkeit hat sich schließlich zu einem chronischen Gefühl der Hoffnungslosigkeit und Desillusionierung verdichtet. Das Leben verliert mehr und mehr seinen Sinn. Ein Gefühl des völligen Versagens füllt den Menschen aus. Die Seele erstarrt und es entwickelt sich ein regelrechter Widerwillen gegen sich selbst, die sogenannte Depersonalisierung.

Eine weitere Kategorisierung der Symptome nahmen der Bildungswissenschaftler Maximilian Buchka und Jörg Hackenberg vor. Sie unterteilen die Symptome in 3 Kategorien: die körperliche Erschöpfung, die emotionale Erschöpfung sowie die geistige Erschöpfung (Litzcke & Schuh, 2010, S. 162).

Kategorie	Symptome
Körperliche Erschöpfung	<ul><li>Energiemangel</li><li>Chronische Müdigkeit</li><li>Schwäche</li><li>Unfallträchtigkeit</li><li>Verspannungen der Hals- und Schultermuskulatur</li><li>Rückenschmerzen</li><li>Veränderung der Essgewohnheiten</li><li>Veränderung des Körpergewichtes</li><li>Schlafstörungen</li><li>Albträume</li><li>Erhöhte Anfälligkeit für Erkältungen und Virusinfektionen</li><li>Erhöhte Einnahme von Alkohol oder Medikamenten, um die körperliche Erschöpfung abzufangen</li></ul>
Emotionale Erschöpfung	<ul><li>Hilflosigkeit</li><li>Ernüchterung</li><li>Niedergeschlagenheit</li><li>Leere und Verzweiflung</li><li>Entmutigung</li><li>Hoffnungslosigkeit</li><li>Vereinsamung</li><li>Lustlosigkeit</li><li>Unbeherrschtes Weinen</li><li>Emotionales Ausgehöltsein</li><li>Versagen der Kontrollmechanismen gegenüber Emotionen</li><li>Reizbarkeit</li></ul>

Geistige Erschöpfung	• Negative Einstellung zum Selbst • Negative Einstellung zur Arbeit • Gefühl der Unzulänglichkeit • Gefühl der Minderwertigkeit • Verlust der Selbstachtung • Negative Einstellung zum Leben, Überleben • Verlust der Kontaktbereitschaft gegenüber Kollegen/innen und Patienten/innen • Aufbau einer entwertenden Einstellung gegenüber Anderen

Tabelle 1 Kategorien der Symptome von Burnout (Litzcke & Schuh, 2010, S. 162) modifiziert von Koenen & Hansen

3.1 Burnout Kreislauf nach Freudenberger

Der Burnout Forscher Herbert Freudenberger beschrieb Burnout als einen Kreislauf der in 12 Stadien verläuft.

Stadium 1: In diesem Stadium sind erste Ermüdungserscheinungen spürbar, jedoch werden diese nicht eingestanden. Als Reaktion darauf werden die eigenen Erwartungen sogar höher gesetzt.

Stadium 2: Diese höher gesetzten Erwartungen benötigen einen verstärkten Einsatz. Die Arbeit und deren Aufgaben werden immer mehr. Die Angst davor, die Kontrolle zu verlieren, ermöglicht es nicht Aufgaben abzugeben beziehungsweise zu delegieren.

Stadium 3: Die eigenen Bedürfnisse finden in diesem Stadium kaum noch Bedeutung und werden vernachlässigt. Es wird ein hoher Aufwand betrieben, um fadenscheinige Ausreden wie zum Beispiel Müdigkeit oder ähnliches zu kommunizieren und Sozialkontakte nicht mehr pflegen zu müssen. Viele unangenehme Situationen werden aufgeschoben oder ganz versäumt.

Stadium 4: In diesem Stadium werden die eigenen Bedürfnisse nicht mehr nur noch vernachlässigt, sondern sie werden verdrängt. Unerreichbare Ziele und Pläne werden geschmiedet und Ratschläge aus dem persönlichen Umfeld gemieden.

Stadium 5: Die eigenen Wertvorstellungen verändern sich. Es zählt nur noch das Hier und Jetzt. Gedanken an die Zukunft und Vergangenheit werden ausgeblendet. Das allgemeine Zeitverständnis zeigt enorme Defizite auf. So findet der Betroffene keine Zeit mehr für Freunde, Urlaub oder Feierlichkeiten.

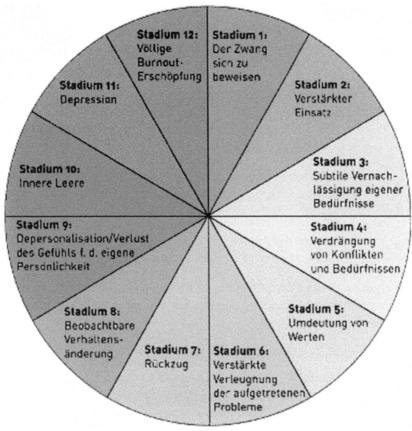

Abbildung 1 Burnout Kreislauf nach Freudenberger

Verfügbar unter: https://derburnouthelfer.files.wordpress.com/2011/12/burnout_kuchendiagramm.gif?w=645

Stadium 6: Probleme sowie Konflikte werden verleugnet. Das eigene Verhalten wird nun kaum mehr reflektiert. Es ist starr und Intoleranz, unter anderem auch gegenüber der eigenen Familie, entsteht.

Stadium 7: Durch den sogenannten Rückzug, sucht der Betroffene Trost in unrealistischen Tagträumen, worin sie unterschiedlichste Phantasien ausleben und dadurch eine kurzzeitige Besserung der eigenen Stimmungslage erreichen.

Stadium 8: In diesem Stadium tritt eine deutliche Verhaltensänderung auf. Die Konflikt-fähigkeit sowie Kommunikationsfähigkeit nehmen drastisch ab. Der Alltag ist gekenn-zeichnet mit Selbstzweifeln, dem Hinterfragen des Sinns des Lebens und dem Gefühl nicht gemocht zu werden.

Stadium 9: Durch das Gefühl nicht mehr gemocht zu werden, kommt es zu einer De-personalisierung. Das Gefühl, dass die eigene Persönlichkeit verloren geht, nimmt im-mer mehr zu. Um eine kurzzeitige Ablenkung zu erlangen wird in diesem Stadium oft-mals zu Alkohol, Tabletten oder anderen Suchtmitteln gegriffen.

Stadium 10: Die Betroffenen haben das Gefühl überhaupt nicht mehr gebraucht zu wer-den. Diese innere Leere kann zu Panikattacken oder Phobien führen.

Stadium 11: Die Symptome ähneln denen einer Depression. Die Betroffenen überlas-sen Entscheidungen dem Schicksal und vernachlässigen die eigene Körperhygiene. Der emotionale Zustand kann sich sogar bis zu Suizidgedanken steigern.

Stadium 12: Dieses Stadium ist durch völlige Erschöpfung gekennzeichnet. Der Körper und der Geist sind erheblich angeschlagen, sodass ein stationärer Aufenthalt nötig wird (Ratheiser, 2011, S. 16).

4. Diagnosemöglichkeiten für Burnout

Der Begriff Burnout wird in der Literatur unterschiedlich besetzt und polarisiert ungemein. So gibt es Vertreter die das Burnout nur als Modebegriff sehen, wenn kein anderer Grund für eine Arbeitsunfähigkeit besteht. Auf der anderen Seite wird die Meinung vertreten, dass es so langsam an der Zeit wäre, das Burnout-Syndrom als eigenständige Krank-heitsdiagnose anzuerkennen und in das ICD-10 und in das DSM-IV aufzunehmen. „Die Internationale statistische Klassifikation der Krankheiten und verwandter Gesundheits-probleme (ICD-10 genannt) ist das wichtigste, weltweit anerkannte Diagnoseklassifikati-onssystem der Medizin" (Schmidt, 2015, S. 71). Burnout wird zurzeit im ICD-10 der Stö-rungsgruppe Z zugeordnet. In dieser Gruppe werden von Z 00 – 99 Faktoren beschrie-ben, die eine Beeinflussung auf den Gesundheitszustand haben. Die Gruppe Z 73 bein-haltet „Probleme und Schwierigkeiten bei der Lebensbewältigung". Z 73.0 ist das Er-schöpfungssyndrom Burnout. Es ist zu erkennen, dass Burnout als Zusatzkategorie co-diert und meist nach klinischem Eindruck diagnostiziert wird. Im zweiten zuvor beschrie-ben Diagnoseklassifikationssystem, dem DSM-IV, sucht man Burnout vergebens. „ Viele

Forscher und Ärzte sind der Meinung, dass diese Codierung dem Krankheitserleben und den Folgen des Burnouts nicht gerecht werden" (Schmidt, 2015, S. 72).

4.1 Maslach-Burnout-Inventory (MBI)- Deutsche Version (MBI-D) und - General Survey (MBI-GS-D)

Ein Instrument, was in der Literatur als „Goldstandard" (Glaser, 2012, S. 26) zur Messung des Burnout´s beschrieben wird, ist der Maslach-Burnout-Inventory (MBI).

Das im Jahre 1981 von den Psychologinnen der Universität of California at Berkeley Christina Maslach und Susan E. Jackson in englischer Sprache entwickelte Instrument untersucht 3 Dimensionen (Maslach & Jackson, 1981, S. 209):

- Emotional exhaustion   (Emotionale Erschöpfung)
- Depersonalisation   (Depersonalisierung)
- Personal accomplishment   (Persönliche Leistung).

In der Originalversion besteht das Messinstrument aus sechs Skalen, da jedes Item einmal nach Häufigkeit und ein zweites Mal nach Intensität bewertet wird. Die Intensitätsskala ist in der zweiten Auflage weggefallen, weil beide Formate hoch korreliert waren. Die deutsche Version des Maslach Burnout Inventory ist nach Büssing und Glaser (1992) adaptiert. Sie ist speziell für Berufstätige im Bereich der Krankenpflege konzipiert und umfasst immer noch die drei Skalen, nämlich: Emotionale Erschöpfung, Depersonalisation und persönliche Erfüllung, wobei die dritte Skala eine verkehrte Polung der Items aufweist. Das heißt, hohe Werte in den Skalen Emotionale Erschöpfung und Depersonalisation sprechen für Burnout, während in der Skala Persönliche Erfüllung niedrige Werte für Burnout sprechen. Die Skala Emotionale Erschöpfung besteht immer noch aus neun, wenn auch etwas abgeänderten Items. Die zweite Skala Depersonalisation besteht aus fünf Items und die Skala Persönliche Erfüllung aus sieben Items. Tabelle 5 zeigt pro Skala die Anzahl der Items mit jeweils einem Beispielitem.

Skala	Anzahl der Items	Beispielitem
Emotionale Erschöpfung	9	Ich fühle mich durch meine Arbeit ausgebrannt
Depersonalisation	5	Es ist mir eigentlich egal, was aus manchen Patienten/-innen wird
Persönliche Erfüllung	7	Ich gehe ziemlich gut mit den Problemen meiner Patienten/-innen um

Tabelle 2 MBI-D – Anzahl der Items und Beispielitems pro Skala (Eigene Darstellung)

Das Antwortformat des MBI-D besteht aus einer sechs-stufigen Ratingskala von sehr oft (1) bis nie (6).

Eine weitere Überarbeitung ist die deutsche Version des Maslach Burnout Inventory - General Survey von Büssing und Glaser (1998). Diese Version unterscheidet sich vom MBI-D in der Verwendung von weniger Items, einer etwas anderen Skalenbenennung und in der Formulierung einiger Items. Während sich die Items des MBI-D auf Patienten/innen beziehen, werden die Items des MBI-GS-D allgemein formuliert und können daher auch für andere Arbeitsbereiche eingesetzt werden. Da sich die Aufgabengebiete der Pflegenden nicht nur auf den Kontakt mit Patienten/innen beziehen und sich auch andere Verantwortungsbereiche im Berufsalltag ergeben, ist es wahrscheinlich, dass bei ihnen Burnout auch durch zum Beispiel administrative Tätigkeiten entstehen kann. Das MBI-GS-D besteht ebenfalls aus drei Skalen mit insgesamt 16 Items, nämlich: Emotionale Erschöpfung mit fünf Items, Zynismus mit fünf Items und Persönliche Erfüllung mit sechs Items. Auch hier weist die Skala Persönliche Erfüllung eine verkehrte Polung der Items auf, sodass im Gegensatz zu den beiden anderen Skalen niedrige Werte für Burnout sprechen. Tabelle 7 zeigt pro Skala die Anzahl der Items mit jeweils einem Beispielitem.

Skala	Anzahl der Items	Beispielitem
Emotionale Erschöpfung	5	Den ganzen Tag zu arbeiten, ist für mich wirklich anstrengend.
Zynismus	5	Meine Begeisterung für meine Arbeit hat abgenommen.
Persönliche Erfüllung	6	Ich kann die Probleme, die in meiner Arbeit entstehen, effektiv lösen.

Tabelle 3 MBI-GS-D – Anzahl der Items und Beispielitems pro Skala (Eigene Darstellung)

Das Antwortformat des MBI-GS-D besteht ebenfalls aus einer sechs-stufigen Ratingskala von sehr oft (1) bis nie (6).

5. Folgen von Burnout

Die im Vorfeld genannten beruflichen Risikofaktoren können für den Betroffenen erhebliche Folgen haben, die im schlimmsten Fall zu einem Burnout führen und damit zu massiven sozialen und wirtschaftlichen Verlusten für die Person, aber auch für das Unternehmen. Zur besseren Verständlichkeit stellen die Autoren nun das Berufs- Stress- Modell nach Weinert vor, das besagt das unterschiedliche berufliche Stressoren verschiedenartige Konsequenzen für den Betroffenen haben können. Weinert unterteilt die beruflichen Stressoren in verschiedene Ebenen und die physische Umwelt. Mit der physischen Umwelt sind Stressoren, wie Lärm und Licht gemeint. Auf der individuellen Ebene können beispielsweise Rollenkonflikte als Stressoren gelten, auf der Gruppenebene schlechte Beziehungen oder ein falsches Führungsverhalten. Auf der Organisationsebene können Aufgabenforderungen oder schlechte Arbeitsstrukturen und auf der extraorganisationalen Ebene die Familie beziehungsweise die Lebensqualität Stress bei dem Individuum auslösen. Das jeweilige Individuum bewertet aber die Situation und hat hierbei entsprechende kognitiv/affektive Ressourcen, wie die soziale Unterstützung oder die Arbeitserfahrung. Des Weiteren beeinflusst der Entscheidungsprozess auch biologische und demografische Faktoren, wie das Alter und das Geschlecht. Wenn die vorhandenen Ressourcen jedoch den Stressoren nicht gewachsen sind, resultieren daraus

Konsequenzen für das entsprechende Individuum. Diese können auf subjektiver Ebene Angst oder Teilnahmslosigkeit sein. Es kann aber auch zu einer Verhaltensänderung kommen, indem es zu einem stärkeren Alkoholkonsum oder Drogenkonsum kommen kann. Auf physiologischer Ebene bewirkt der Stress beispielsweise eine höhere Neigung für Herzkrankheiten. Kognitiv kommt es zu einer immer schlechter werdenden Konzentration und einer zunehmenden Vergesslichkeit. Überragen diese Probleme die eigenen Anforderungen kommt es zu Burnout. Dies hat zur Folge, dass insgesamt die Krankenrate des Arbeitnehmers im Unternehmen steigt und die Produktivität des Betriebes insgesamt abnimmt. Letztendlich hat das Burnout also massive Folgen für Betroffenen, aber auch für den Betrieb (Weinert, 2004, S. 280). Im Folgenden wollen die Autoren die Verbreitung von Burnout in Deutschland anhand statistischer Daten belegen.

5.1 Prävalenz von Burnout in Deutschland

Das Deutsche Institut für Medizinische Dokumentation und Information (DIMDI) hat im Jahr 2012 ein Schreiben herausgebracht indem benannt wird, dass eine Repäsentativerhebung 2011 ergeben hat, dass bei circa 1,9 Millionen Menschen bis 14 Jahren in Deutschland ein Arzt bereits ein Burnout diagnostiziert hat (Korczak, Wastian & Schneider, 2012, S. 17). Da aber weitgehend unklar ist, ob Ärzte bei der Diagnose Burnout den ICD- 10 Code verwenden oder auf eine andere Diagnose ausweichen, können genaue Daten zur Burnout- Erkrankung nicht benannt werden (Korczak, Wastian & Schneider, 2012, S. 27).

Das Robert- Koch-Institut hat mit der Studie zur Gesundheit Erwachsener in Deutschland (DEGS), mit der Veröffentlichung im Juni 2012, versucht repräsentative Daten zum Thema Burnout herauszugeben. Zielpopulation dieser Studie war die in Deutschland lebende Bevölkerung im Alter zwischen 18 und 79 Jahren. Hierbei wurde eine Einwohnermeldeamtsstichprobe von 7988 Teilnehmern gezogen. Zum Thema Burnout wurde in einem ärztlichen, computergestützten Interview gefragt, ob jemals ein Burnout- Syndrom von einem Arzt oder einem Psychotherapeuten festgestellt wurde. Bei Bejahung dieser Frage wurde auch gefragt, wann es das erste Mal festgestellt wurde, ob es in den letzten 12 Monaten bestand und welche Behandlung in Anspruch genommen wurde. Zur Verbreitung erklärten insgesamt 4,2 Prozent der Befragten, dass bei Ihnen ein Burnout festgestellt wurde. Frauen waren dabei mit 5,2 Prozent etwas häufiger betroffen als Männer mit 3,3 Prozent (Hapke, Maske, Scheldt-Nave, Bode, Schlack, & Busch 2013, S. 1 - 6). Hierbei liegt die häufigste Verteilung bei Männern im Alter vom 50. bis 59. Lebensjahr und bei den Frauen vom 40. bis 49. Lebensjahr. Auch der sozioökonomische Status hat einen Einfluss darauf an Burnout zu erkranken. Je niedriger der Sozialstatus ist, desto seltener erkrankt man an Burnout (Hapke, Maske, Scheldt-Nave, Bode, Schlack, & Busch 2012, S. 12 & 13).

Um die Verbreitung von Burnout in Deutschland darzulegen haben die Autoren sich den Psychoreport der Deutschen Angestellten Krankenkasse (DAK) angesehen. Die DAK gibt in ihrem Psychoreport von 2015 bekannt, dass die Zusatzdiagnose Burnout in den Jahren 2011 und 2012 noch relativ häufig vergeben wurde. Seit 2012 hat sich die Anzahl der Fehltage, aufgrund von Burnout, fast halbiert. In 2012 entfielen noch 100 Fehltage wegen Burnout auf 1000 DAK Versicherte. In 2013 waren es noch 67, in 2014 52 Tage. Andere psychische Erkrankungen, hier zu nennen die Depressionen (in den vergangen 13 Jahren um 178 Prozent erhöht) und die Angststörungen (fast verdreifacht), nehmen kontinuierlich zu. Die DAK begründet diesen Anstieg damit, dass Burnout eher als Risikozustand gesehen wird und häufig eine differenzierte Diagnose, wie die Depressionen beziehungsweise die Angststörungen gestellt wird, die eigentlich für das Burnout verantwortlich ist (DAK, 2015, S. 11). Insgesamt hat die Bundes Psychotherapeuten Kammer in einer Studie festgestellt, dass die Krankentage aufgrund einer psychiatrischen Erkrankung in Deutschland zunehmend ansteigen (Abbildung 2).

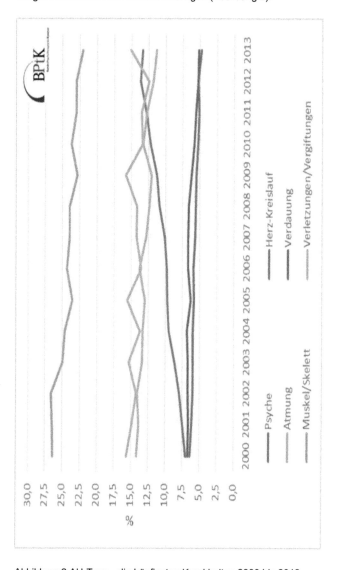

Abbildung 2 AU-Tage - die häufigsten Krankheiten 2000 bis 2013

Im Depressionsatlas der Techniker Krankenkasse indem im Jahre 2013 Daten zu 4,11 Millionen Erwerbspersonen beziehungsweise 13,7 Prozent aller sozialversicherungspflichtig Beschäftigten in Deutschland erhoben wurden, findet man spezielle Daten zu der Depressionsproblematik sortiert nach Tätigkeitsgruppen. Insbesondere in der Altenpflege mit 3,45 Prozent Betroffenen und in der Altenpflegehilfetätigkeit mit 3,20 Prozent, aber auch in der Gesundheit und Krankenpflege mit 2,46 Prozent und in der „Helfertätigkeit" mit 2,60 Prozent, wurden im Vergleich zu anderen Berufsgruppen hohe Arbeitsunfähigkeitswerte aufgrund von Depressionen ermittelt. Die Prozentwerte beziehen sich auf die durchschnittlichen Arbeitsunfähigkeiten je 100 Versicherungsjahre. Auch die Techniker Krankenkasse publiziert, dass das AU- Geschehen aufgrund von einem diagnostizierten Burnout- Syndrom als relativ gering angesehen werden kann, da das Burnout- Syndrom aus fachärztlicher Sicht zumeist nicht als eigenständige psychische Erkrankung verstanden wird. Das eigentliche Burnout- Syndrom spielt mit durchschnittlich lediglich zehn Arbeitsunfähigkeitstagen je 100 Versicherungsjahre und einer Betroffenenrate von 0,27 Prozent eine eher untergeordnete Rolle (Techniker Krankenkasse, 2015, S. 15 & 19).

6. Präventionsmöglichkeiten von Burnout

Burnout-Prävention kann auf verschiedenen Ebenen erfolgen, auf der politischen Ebene, auf der institutionellen Ebene, auf der Fachbereichsebene, auf der Ebene des multiprofessionellen Teams und auf der individuell persönlichen Ebene.

Um auf politischer Ebene einen höheren Stellenwert der Burnout-Prävention zu erlangen, muss die Problematik thematisiert werden. Durch eine politische Wertschätzung von Berufszweigen, wie zum Beispiel der Gesundheits- und Krankenpflege, wird die gesellschaftliche Anerkennung gefördert. Denn so können belastende Arbeitssituationen durch das Einbeziehen der Burnout-Thematik in Pflegeberufen zum Beispiel in Form von Konzepten der Gesundheitsreform entschärft werden. „ Durch geeignete politische Maßnahmen könnte vermieden werden, dass der wirtschaftliche Druck, dem Krankenhäuser und Pflegeheime unterliegen, abgefangen würde. Somit wäre auch eine Übertragung dieses Druckes auf das Pflegepersonal entkräftet" (Schmidt, 2015, S. 46).

Auf der institutionellen Ebene ist die Integration der Mitarbeiterzufriedenheit und die Arbeitsplatzqualität in der Organisation sowie das Qualitätsmanagement von besonderer Bedeutung (Regehr, Glancy, Pitts & LeBlanc, 2014, S. 356).

Die Leistungen, die von den Mitarbeitern erwartet werden, müssen transparent gemacht werden. Grundsätzlich zur Verfügung und in den Etat eingeplant, sollten Ressourcen zur Burnout-Prävention, wie zum Beispiel Fortbildungen, Supervisionen sowie Fachliteratur. Das Ermöglichen von Rotationsverfahren innerhalb verschiedener Abteilungen beugt einer zu starken Routine vor und schafft Freiräume (Regehr, Glancy, Pitts & LeBlanc, 2014, S. 358). Die Mitarbeiterzufriedenheit wird nachweislich durch Flexibilisierung der Arbeitszeiten und das Ermöglichen von Teilzeitmodellen erhöht (Fengler & Sanz, 2015, S. 162).

Auf der Fachbereichsebene ist das primäre Ziel die Gesprächskultur innerhalb der Mitarbeiterschaft zu fördern, um eine Kommunikation untereinander zu erleichtern. Vorgesetzte sollten Möglichkeiten der Burnout-Vorbeugung in ihrem Bereich erschließen, anregen und begleiten. Der eigene Führungsstil sollte unter Zuhilfenahme kompetenter Fortbildungen stetig reflektiert werden, um das Thema Burnout zu enttabuisieren (Burisch, 2014, S. 268).

Auf der Ebene des Teams sollte die Bereitschaft die angebotenen Möglichkeiten der Burnout-Prävention erkannt und gefördert werden. Das Bewusstmachen des beruflichen Selbstverständnisses und der individuellen Resilienz sollte eine besondere Beachtung geschenkt werden (Burisch, 2014, 249).

Auf der individuellen Ebene steht die Selbstreflexion im Vordergrund. Die Persönlichkeitsentwicklung kann hierdurch unterstützt werden und das Bewusstsein und die eigene Selbstwahrnehmung geschärft werden, um Burnout-Tendenzen frühzeitig zu erkennen. „Das berufliche Handeln als wirksam zu erleben und einen hohen Grad an Zufriedenheit zu erlangen, ist eine Grundvoraussetzung für das berufliche Selbstverständnis, die berufliche Motivation, die eigenen Gesundheit und die davon abhängige Pflege- beziehungsweise Betreuungsqualität" (Schmidt, 2015, S. 47).

6.1 Bewältigungsstrategien von Burnout

	Pflegende	Organisation/ Leitungsebene der Einrichtung
Berufsrollenverständnis	• Klärung des eigenen Rollenselbstbilds • Darstellung des Rollenbilds nach außen • Grenzen setzen • Überstunden aufschreiben, freie Tage als Recht nicht als Geschenk wahrnehmen • Sichtweisen entwickeln: Ideale sind nötig, Nichterreichen heißt nicht „scheitern" • Rollentrennung	• Rechte der Pflegenden achten und unterstützen • Öffentlichkeitsarbeit leisten
Fachliche Anforderungen	• Realistische Erwartungen an sich stellen • Fortbildungen wahrnehmen	• Fort- und Weiterbildung des Personals fördern • Sicherstellen, dass Informationen über neue Methoden/Material untereinander weitergegeben werden
Emotionale Belastungen	• Entlastungsmöglichkeiten schaffen und nutzen (Gespräche im Team) • Supervisionen • Balintgruppe • Verdrängung zeitweise als Selbstschutz zulassen	• Mitarbeitern Gesprächsmöglichkeiten bieten (Zeit und Raum)
Zwischenmenschliche Konflikte	• Offenheit • Direktes Ansprechen • Fairer Umgang, Loyalität • Kontaktpflege zu Partner, Familie, Freunden	• Offenheit • Keine starren Gegenschichten • Nicht über, sondern miteinander reden • Zuständigkeiten klären
Organisatorische Ursachen	• Strukturierter Arbeitsablauf • Absprachen im Team • Arbeitsplatz organisieren • Handlungsspielräume ermitteln und nutzen • Freizeit/Privatleben organisieren	• Dienstplangestaltung mit Erholungszeiten • Regelung der Arbeitszeiten: Planbarkeit, wenig geteilte Dienste • Störungsfreie Pausen und Übergabegespräche • Einräumen von Entscheidungsmöglichkeiten für Mitarbeiter • Mitarbeiter wertschätzen und Lob aussprechen • Betriebliches Gesundheitsmanagement • Leistungsorientierte Bezahlung
Persönlichkeitsmerkmale	• Lernen, für sich zu sorgen und sich Wünsche erfüllen • Lernen „nein" zu sagen	• Lernmöglichkeiten geben • Mitarbeiter für Selbstpflege Loben

	• Lernen, als Person geliebt zu werden • Lernen, sich zu loben und Lob anzunehmen • Bei aller Selbstkritik einen liebevollen Umgang mit sich pflegen	• Respektieren der Freizeit und der freien Tage • Mitarbeiter als Person wertschätzen
Allgemeine Maßnahmen	• Yoga, Tai Chi, Qigong, Progressive Muskelentspannung nach Jacobson, Autogenes Training • Förderung der Resilienz • Gesprächspsychotherapie • Transaktionsanalyse • Akupunktur	

Tabelle 4 Bewältigungsstrategien von Burnout (Ekert & Ekert, 2014, S.340) modifiziert von Koenen & Hansen

7. Methodisches Vorgehen

Die Autoren orientierten sich in der Fertigstellung der vorliegenden Arbeit methodisch an der Evidence based Nursing (EbN)- Methode nach Behrens und Langer. Diese in sechs Schritten gegliederte Methode unterstützt dabei, den aktuellen Stand der Forschung herauszufinden und das extrahierte Wissen dann als Quelle für den täglichen Arbeitsprozess zu nutzen.

Im ersten Schritt „Auftrag klären in der Begegnung" (Behrens & Langer, 2006, S.73 – 91) suchten die Autoren gezielt nach einer Fragestellung, die für ihr aktuelles Handeln von Bedeutung sein könnte, aber auch dem Nutzen anderer zu Gute kommt. Ausschlaggebender Punkt sich der Thematik des Burnouts zu widmen, waren die Burnout-Erkrankungen mehrerer ehemaliger Kollegen der Autoren in der Gesundheits- und Krankenpflege. Zudem die aktuelle berufliche Tätigkeit der Autoren an einer Gesundheits- und Krankenpflegeschule, bei dieser sie wiederholt Kontakt zu Auszubildenden hatten, die der Arbeit in der Pflegepraxis nicht mehr gewachsen waren und dadurch bedingt frühzeitig aus dem Praxisfeld ausscheiden mussten. Um sich tatsächlich auch an den Bedürfnissen der Betroffenen zu orientieren, führten die Autoren mit drei an Burnout erkrankten Personen ein leitfadengestütztes Interview durch. Zentrale Aspekte waren die Fragestellungen nach erfolgten Präventionsmaßnahmen die Erfolg brachten beziehungsweise das Wissen über weitere Betroffene in der Pflege. Es wurde deutlich, dass die Betroffenen lediglich von ihren Therapeuten Informationsbroschüren zu Handlungsstrategien gegen Burnout erhielten, aber der Frage, was wirklich hilft um sich zu schützen und was genau an der Arbeit mich gefährdet, nur unzureichend nachgegangen wurde.

Die Autoren kamen zu dem Entschluss, dass insbesondere die Frage nach Präventions-möglichkeiten für die Betroffenen relevant ist, aber sicherlich ein theoretischer Rahmen beleuchtet werden muss, um die ganzheitliche Problematik des Burnouts verstehen zu können.

Im 2. EbN Schritt, der „Problemformulierung" (Behrens & Langer, 2006, S. 93 - 101), entwickelten die Autoren folgende Fragestellungen, die sie in der vorliegenden Arbeit beantworten wollten:

1. Was versteht man unter einem Burnout und wie lässt sich die Erkrankung diag-nostizieren?
2. Inwieweit wirken sich die Rahmenbedingungen der Pflegepraxis in Deutschland auf das Risiko an Burnout zu erkranken aus?
3. Wie häufig tritt die Erkrankung Burnout in Deutschland auf und wie stark insbe-sondere in Pflegeberufen?
4. Welche Interventionen können in Pflegeberufen in Deutschland ergriffen werden, um einem Burnout vorzubeugen?

Nachdem die Autoren die Fragestellungen formuliert hatten, erfolgte der 3. Ebn Schritt die intensive „Literaturrecherche" (Behrens & Langer, 2006, S. 103 - 130). Die Autoren bemühten sich Bücherquellen weitgehend so zu wählen, dass das Wissen noch relativ aktuell ist. Zudem wurden Bücherquellen kritisch betrachtet, da das Wissen doch häufig belegt ist mit den Meinungen der Autoren. Den Autoren war es wichtig, dass nur Frage-stellungen, wie Definitionen et cetera, mit Buchquellen bearbeitet wurden, für die ein noch aktuelleres Wissen nicht erforderlich war. Um aktuelle Daten bezüglich der Burn-out- Verbreitung in Deutschland oder ähnliches zu bekommen versuchten die Autoren sich direkt Informationen bei den Krankenkassen zu beschaffen. Parallel lief eine struk-turierte Literaturrecherche in Suchmaschinen wie Google oder der Datenbank Pub Med. In dieser wurde nach den MesH-Terms: Anxiety, stress, burnout, physician, cognitive-behavioral, mindfulness und healthcare gesucht. Nachdem die Autoren eine hohe An-zahl von Studien gesichtet hatten, entschieden sie sich für eine Auswahl von 8 Studien. Im weiteren Verlauf erfolgte gelegentlich ein Rückgriff auf systematische Übersichtsar-beiten, um einen schnellen Überblick über Studienergebnisse zu erlangen. Parallel do-kumentierten die Autoren ihren Recherchevorgang, indem sie die genutzten

Datenbanken sowie die Recherchetage in einer separaten Clouddatei hinterlegten. In einem vierten Schritt erfolgte eine „kritische Beurteilung" (Behrens & Langer, 2006, S. 133 - 257) der Literatur. Die Autoren erkannten, dass ein Teil der gefundenen Literatur zur Beantwortung der Fragestellungen nicht relevant war. Ein Blick auf den Titel beziehungsweise das Lesen des Abstracts gaben hierauf Aufschluss. Bei der Beurteilung von Studien arbeiteten die Autoren mit einem allgemeinen Kriterienbogen zur Beurteilung von Studien, um die externe Validität zu erfassen. Aufgrund mangelnder Erfahrung arbeiteten die Autoren mit einem sehr allgemein gehaltenen Bogen (siehe Anhang A) (Brandenburg, Panfil & Mayer, 2013, S. 209).

In einem nächsten Schritt der „Veränderung der Pflegepraxis" (Behrens & Langer, 2006, S. 259 - 284) überlegten die Autoren, wie sie das evidenzbasierte Wissen in die Pflegepraxis implementieren können, um so die Kollegen sensibler für das Thema „Burnout" zu machen. Das Ziel der Autoren ist es nun, dass evidenzbasierte Wissen zum benannten Thema im Unterricht zur Lerneinheit II.6 „Persönliche Gesunderhaltung" der Ausbildungsrichtlinie für die staatlich anerkannten Kranken- und Kinderkrankenpflegeschulen in NRW zu vermitteln und so einen kritischen Blick auf die eigene Gesunderhaltung zu schärfen (Oelke, Hundenborn & Kühn, 2003, S. 58 – 59). Das Wissen könnte so aus der Theorie in die Praxis transferiert werden. Zudem wollen die Autoren, dem Einverständnis der Verwaltungsdirektion vorausgesetzt, Workshops für die Pflegenden zum Thema „Burnout" anbieten. Das Ziel ist es, ein möglichst breites Spektrum an Pflegekräften zu erreichen, um diese für das Thema zu sensibilisieren. Parallel möchten die Autoren mit Hilfe der von Funk und Kollegen entwickelten Barriere Scale Faktoren identifizieren, die die Implementierung des neuen Wissens in die Praxis gegebenenfalls beeinflussen können. Die Barriere Scale besteht aus 29 Items, die den vier Faktoren: Charakteristika der Pflegekraft, Charakteristika des Umfelds, Charakteristika der Forschungsergebnisse und Charakteristika der Darstellung der Forschungsergebnisse zugeordnet werden können und mit dieser einzelne hinderliche Punkte zu diesen Gruppierungen identifiziert werden können (Funk, Champagne, Wiese, & Tornquist, 1991, S. 39 – 45). Zukünftig wollen die Autoren den sechsten EbN- Schritt, die „Evaluation" (Behrens & Langer, 2006, S. 285 - 289) ihres Projektes, durchführen. Hier soll überprüft werden, ob die Ziele der Arbeit erreicht wurden und damit auch der Aufwand dieser Arbeit gerechtfertigt ist. Es muss also evaluiert werden, inwieweit die Pflegekräfte sich der Burnout- Gefährdung bewusst geworden sind und ob sie sich mit Maßnahmen der Burnout- Prophylaxe auseinandersetzen.

In der Zukunft soll innerbetrieblich erforscht werden, ob sich die Zahl der an Burnout erkrankten Personen pro Jahr, durch gezielte Burnout- Schulungen, verringert und damit die Fehlzeitenstatistik aufgrund psychischer Erkrankungen sinkt.

8. Fazit

Die Ausgangsüberlegung dieser Arbeit war, sich wissenschaftlich fundiert einem für die Praxis relevanten Thema zu nähern. Durch einen engen Kontakt zu Kollegen, die an Burnout erkrankt waren, wurden die Autoren für dieses Thema sensibilisiert. So setzten sie sich mit den theoretischen Grundlagen, aber auch mit dessen Bedeutung für den Pflegeberuf auseinander.

Im Verlaufe der Arbeit wurde ersichtlich, dass der Begriff Burnout noch eher selten verwendet wird und statistische Daten doch eher belegen, dass gerade psychische Erkrankungen im Generellen, hier insbesondere in Form der Depressionen, in der Arbeitswelt zunehmen. Gerade durch zum Teil ungünstige Rahmenbedingungen in den Pflegeberufen wird die Prävalenz psychiatrisch zu erkranken enorm gesteigert. Zunehmende Anforderungen, bei weniger Zeit und höherrangigem Qualitätsansprüchen erfordern von den Pflegenden immer mehr Leistung zu erbringen. Die Autoren erfuhren aber auch, dass es genügend Diagnose- und Präventionsmöglichkeiten gibt, um gefährdete Personen frühzeitig zu erkennen und gezielte Maßnahmen einzusetzen. Genau an dieser Stelle wollen die Autoren zukünftig ansetzen und ihr erfahrenes Wissen an die Pflegenden weitergeben.

Des Weiteren war es für die Autoren interessant, sich das erste Mal mit Hilfe der EbN-Methode einem praxisrelevanten Thema zu nähern. Die Autoren erkannten, welche aufwendige Arbeit hinter dieser Methode steckt und wie schwierig sie zum Teil umzusetzen ist. Geeignete Literatur, in Form von Studien et cetera zu finden, war für die Autoren zunächst sehr schwierig und sie möchten zukünftig noch mehr Erfahrung mit dieser Methode machen, um sich ein breiteres Wissen anzueignen und sich noch mehr zu routinieren. Hinderlich waren hierbei auch die wenigen Studien bezüglich des Vorkommens von Burnout in Pflegeberufen, was sicherlich auch der mangelnden Diagnosestellung von Burnout geschuldet war.

Insgesamt erkannten die Autoren aber die Notwendigkeit einer streng evidenzbasierten Arbeitsweise, um die Pflegepraxis methodengeleitet zu verändern. Die Ergebnisse der Arbeit sind für die Autoren von größter Bedeutung, um zukünftig Auszubildende, Examinierte, aber auch sich selbst zu schützen, damit der Pflegeberuf in Zukunft nicht „ausbrennt".

9. Literatur- und Quellenverzeichnis

Bundesanstalt für Arbeitsschutz und Arbeitsmedizin. (2005). *Berufsausstieg bei Pflegepersonal*. Bremerhaven: Wirtschaftsverlag NW.

Bundesanstalt für Arbeitsschutz und Arbeitsmedizin. (2014). Arbeit in der Pflege - Arbeit am Limit? Verfügbar unter: http://www.baua.de/de/Publikationen/Faktenblaetter/BIBB-BAuA-10.pdf?__blob=publicationFile&v=5 [Stand: 18.07.2016]

Bundespsychotherapeutenkammer. (2015). BPtk-Studie zur Arbeitsunfähigkeit Psychische Erkrankungen und Krankengeldmanagement. Verfügbar unter: http://www.bptk.de/uploads/media/20150305_bptk_au-studie_2015_psychische-erkrankungen_und_krankengeldmanagement.pdf [Stand: 28.06.2016]

Burisch, M. (2014). *Das Burnout-Syndrom. Theorie der inneren Erschöpfung*. Berlin: Springer.

Buessing, A., & Glaser, J. (1998). *Managerial Stress und Burnout. A Collaborative International Study* (CISMS). Die deutsche Untersuchung (Bericht Nr.44). München: Technische Universität, Lehrstuhl für Psychologie.

Brandenburg, H., Panfil, E. M. & Mayer, H. (2013). *Pflegewissenschaft 2 Lehr- und Arbeitsbuch zur Einführung in die Methoden der Pflegeforschung* (2., vollständig überarbeitete Auflage). Bern: Huber.

DAK. (2015). Psychoreport 2015 Deutschland braucht Therapie. Verfügbar unter: https://www.dak.de/dak/download/DAK-Psychoreport_2015-1718442.pdf [Stand: 07.07.2016]

Decety, J., & Moriguchi, Y. (2007). *The empathic brain and it´s dysfunction in psychiatric populations: implications for intervention across different clinical conditions*. Biopsychosoc Med.

Fengler, J. & Sanz, A. (2015). *Ausgebrannte Teams: Burnout-Prävention und Salutogenese*. Stuttgart: Klett-Cotta.

Fiedler, C. & Goldschmid, I. (2010). *Burn-out, Erprobte Wege aus der Falle*. München: Beck.

Funk, S. G., Champagne, M. T., Wiese, R. A., & Tornquist, E, M. (1991) Barriers: *The barriers to research utilization scale*. Applied Nursing Research. S. 39–45.

Glaser, J. (2012). *Prävention von Burnout durch Arbeitsgestaltung*. In: Psychologische Medizin Nr. 4, S. 26 – 32.

Hapke, U., Maske, U. E., Scheldt-Nave, C., Bode, L., Schlack, R. & Busch, M. A. (2012). *Stress, Schlafstörungen, Depressionen und Burn-out.* Verfügbar unter: http://www.rki.de/DE/Content/Gesundheitsmonitoring/Studien/Degs/degs_w1/Symposium/degs_stress_depressionen_burnout.pdf?_blob=publicationFile [Stand: 05.07.2016]

Hapke, U., Maske, U. E., Scheldt-Nave, C., Bode, L., Schlack, R. & Busch, M. A. (2013). Chronischer Stress bei Erwachsenen in Deutschland. Verfügbar unter: http://e-doc.rki.de/oa/articles/re4jxGWhL5gE/PDF/21xYyCjlzhAzM.pdf [Stand: 05.07.2016]

Korczak, D., Wastian, M. & Schneider, M. (2012). HTA-Bericht Therapie des Burnout-Syndroms. Verfügbar unter: http://portal.dimdi.de/de/hta/hta_berichte/hta332_bericht_de.pdf [Stand:08.07.2016]

Kredding, N. & Karimi, Z. (2013). *Psychologie für Pflege und Gesundheitsmanagement.* Wiesbaden: Springer.

Litzcke, S. & Schuh, H. (2010). *Stress, Mobbing, Burn-out am Arbeitsplatz.* Berlin: Springer.

Maslach, C. & Jackson, S. E. (1981). *The Measurement of Experienced Burnout.* In: *Journal of Occupational Behavior* S. 99-113.

Maslach, C., & Leiter, M. P. (1997). *The truth about burnout: How organizations cause personal stress and what to do about it.* San Francisco. CA: Jossey-Bass.

Oelke, U., Hundenborn, G. & Kühn, C. (2003). *Richtlinie für die Ausbildung in der Gesundheits- und Krankenpflege sowie in der Gesundheits- und Kinderkrankenpflege.* Düsseldorf: Ministerium für Gesundheit, Soziales, Frauen und Familie des Landes Nordrhein-Westfalen.

Ratheiser, R. M., Menschik-Bendele, J., Krainz, E. E. & Burger, M. (2011). *Burnout und Prävention.* Wien: Springer.

Regehr, C., Glancy, D., Pitts, A. & LeBlanc, V. R. (2014). *Interventions to reduce the Consequences of Stress in Physicians. A Review and Meta-Analysis.* The Journal of Nervous and Mental Disease Volume 202, Number 5.

Schaufeli, W., & Enzmann, D. (1998). *The burnout companion to study and practice: A critical analysis.* London: Taylor & Francis.

Schmidt, B. (2015). *Burnout in der Pflege* (2., erweiterte und überarbeitete Auflage). Stuttgart: Kohlhammer.

Techniker Krankenkasse. (2015). Depressionsatlas Arbeitsunfähigkeit und Arzneiverordnungen. Verfügbar unter: https://www.tk.de/centaurus/servlet/content-blob/696244/Datei/139131/Depressionsatlas_2015.pdf [Stand: 22.07.2016]

Väth, M. (2012). *Feierabend hab ich, wenn ich tot bin. Warum wir im Burnout versinken.* Offenbach: Gabal.

Weinert, A. (2004). *Organisations- und Personalpsychologie* (5. vollständig überarbeitete Auflage). Weinheim: Beltz.

Wiesner-Mantz, S. (2014). *Das ruhende Auge im Orkan.* Pflegezeitschrift, Jg. 67, Heft 2, Stuttgart: Kohlhammer.

Zander, B., Dobler, L. & Buss, R. (2011). *Studie spürt Gründen für Burnout nach.* Pflegezeitschrift, Jg.64, Heft 2. Stuttgart: Kohlhammer.

Anhang: Allgemeine Kriterien zur Beurteilung von Studien

Tabelle 12-1: Allgemeine Kriterien zur Beurteilung von Studien

Kriterium	Detektiv und Buchhalter	Kritiker
Forschungsfrage	Was ist die Forschungsfrage?	Ist die Forschungsfrage klar formuliert?
Design	Welches Design wurde zur Beantwortung der Forschungsfrage gewählt?	Ist dieses Design passend? Wenn nein, wie hat der Autor die Wahl des Designs begründet?
Literaturanalyse	Welche Literatur wurde genutzt (Alter, Relevanz)? Wie wurde die Literatur gesucht?	Ist der aktuelle und vollständige Stand der Pflegewissenschaft dargestellt?
Stichprobe	Welche Art Stichprobe wurde gezogen? Sind Ein- und Ausschlusskriterien genannt worden? Wie wurden die Teilnehmer rekrutiert? Wie ist die Größe der Stichprobe bestimmt worden?	Ist die zur Beantwortung der Forschungsfrage geeignete Stichprobe (Art und Größe) gewählt worden?
Methoden zur Datenerhebung	Welche Methoden zur Datenerhebung wurden eingesetzt? Welche Variablen/Phänomene wurden erhoben und wie wurden diese erhoben?	Sind die Methoden zur Datenerhebung adäquat gewählt worden? Hätte es bessere Möglichkeiten zur Datenerhebung gegeben? Sind die Methoden angemessen beschrieben worden? Sind die verwendeten Messinstrumente von ausreichender Qualität?
Ethik	Welche Aspekte der Ethik wurden diskutiert?	Wurden die grundlegenden Aspekte der Ethik beachtet?
Analyse	Welche qualitativen und quantitativen Verfahren wurden zur Datenanalyse eingesetzt?	Sind die passenden Analysemethoden eingesetzt worden?
Ergebnisse	Welche Informationen werden zur untersuchten Stichprobe gegeben?	Ist die Stichprobe ausreichend beschrieben worden? War die Stichprobe ausreichend groß, um zu aussagekräftigen Ergebnissen zu kommen? Sind die wichtigsten Ergebnisse adäquat und nachvollziehbar beschrieben worden?
Diskussion	Wie sind die gefundenen Ergebnisse auf dem Hintergrund des bisherigen Standes der Wissenschaft diskutiert worden? Welche Einschränkungen der Studie sind genannt und diskutiert worden? Was sind die Schlussfolgerungen der Studie?	Bezieht sich die Diskussion auf die Forschungsfrage und die Ergebnisse? Sind alternative Ergebnisinterpretationen denkbar? Können Sie die Schlussfolgerungen nachvollziehen?
Übertragbarkeit	Welche Empfehlungen für Forschung und Praxis haben die Autoren genannt?	Können Sie die Empfehlungen nachvollziehen? In welche pflegerischen Situationen und auf welche Gruppen übertragen Sie die Ergebnisse (Pflegepraxis, -pädagogik, -management)?

Brandenburg, Panfil & Mayer, 2013, S. 210

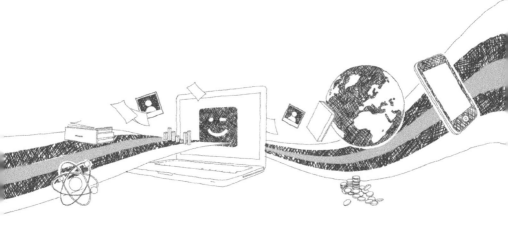
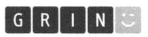

Ingram Content Group UK Ltd.
Milton Keynes UK
UKHW012053010523
421049UK00004B/364